BEI GRIN MACHT SICH IHR WISSEN BEZAHLT

Gesundheitsförderung an Schulen

Die Verpflegung an Ganztagsgymnasien als präventive Maßnahme in der Entwicklung von Kindern

Birgit Zeitler

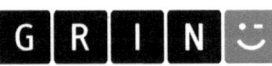

Bibliografische Information der Deutschen Nationalbibliothek:

Die Deutsche Nationalbibliothek verzeichnet diese Publikation in der Deutschen Nationalbibliografie; detaillierte bibliografische Daten sind im Internet über http://dnb.d-nb.de abrufbar.

ISBN: 9783346342256
Dieses Buch ist auch als E-Book erhältlich.

Druck und Bindung: Books on Demand GmbH, Norderstedt Germany
Gedruckt auf säurefreiem Papier aus verantwortungsvollen Quellen

Das vorliegende Werk wurde sorgfältig erarbeitet. Dennoch übernehmen Autoren und Verlag für die Richtigkeit von Angaben, Hinweisen, Links und Ratschlägen sowie eventuelle Druckfehler keine Haftung.

Das Buch bei GRIN: https://www.grin.com/document/985829

DIPLOMA HOCHSCHULE
Private Fachhochschule Nordhessen

Studiengang Soziale Arbeit

Hausarbeit

Gesundheitsförderung an Schulen. Die Verpflegung an Ganztagsgymnasien als präventive Maßnahme in der Entwicklung von Kindern.

Birgit Zeitler

Wahlpflichtmodul Psychosoziale Beratung und Gesundheit

Gesundheitswissenschaftliche Grundlagen

virtuell

25.07.2019

Inhaltsverzeichnis

1. Einführung

1.1 Übergewicht in Deutschland

Die Deutsche Gesellschaft für Ernährung e. V. (abgekürzt: DGE) veröffentlicht mit dem 13. Ernährungsbericht 2017 alarmierende Zahlen.

> „59 % der Männer und 37 % der Frauen sind übergewichtig. In der Altersklasse der Berufstätigen ist das Dicksein heutzutage so weit verbreitet, dass es keine Ausnahme mehr darstellt, sondern der Normalzustand ist."

Der Anteil adipöser Erwachsener nahm in den letzten zwanzig Jahren um gut 30 Prozent zu. Die Zahl der übergewichtigen und adipösen Kinder stagniert zwar seit 2005, allerdings auf einem besorgniserregend hohen Niveau (vgl. DGE 2017).

Ernährungsverhalten und mangelnde Bewegung sind als Ursachen hinlänglich bekannt. Auch der Sozioökonomische Status (englisch: socioeconomic status, abgekürzt: SES), also die Position eines Individuums in der jeweiligen Gesellschaft bezogen auf Einkommen, Bildung und berufliche Stellung, hat einen maßgeblichen Einfluss auf das Ernährungsverhalten sowie den Gesundheitszustand allgemein. Der SES beeinflusst nach Erkenntnissen der KIGGS Studie auch den gesundheitlichen Zustand von Kindern und Jugendlichen in Deutschland. An Hauptschulen sind 22,9% der Schüler*innen übergewichtig, an Gymnasien sind es 13,4% der 11- bis 17-jährigen (vgl. Robert-Koch-Institut, Hrsg. 2008). Im Gegensatz zu Hauptschulen bieten Gymnasien aber bislang keine alltagstaugliche Ernährungsbildung an, in den Lehrplänen ist dies nicht explizit aufgenommen. Da Schüler*innen an Ganztagsschulen aber einen erheblichen Teil ihrer Lebenswelt in der Schule erfahren, wird auch die Ausbildung eines gesunden Ernährungsverhalten Aufgabe der Schulen.

Aus diesen Gründen beschäftigt sich die vorliegende Arbeit mit den Möglichkeiten der Gesundheitsförderung im Bereich Ernährung an Ganztagsgymnasien.

1.2 Methodik und Fragestellung

Aktuelle Studienergebnisse zur Entwicklung von Übergewicht und Essverhalten in Deutschland sind Anlass, Möglichkeiten der präventiven Unterstützung von Kindern und Jugendlichen in Bezug auf Ernährung an Schulen zu untersuchen. Das Thema wird auf Gesundheitsförderung an Ganztagsgymnasien eingegrenzt. In diesem Rahmen werden deren Notwendigkeit, Grenzen und Umsetzungsmöglichkeiten dargestellt. Darauf aufbauend wird herausgearbeitet, ob an Ganztagsschulen Soziale Arbeit Schulverpflegung maßgeblich gesundheitsfördernd gestalten kann.

Die Grundlage der folgenden Darlegung bilden breit angelegte Studien zum Gesundheitszustand Erwachsener und Kinder. Unterstützend fließen Erkenntnisse aus Literatur der Bereiche Soziale Arbeit, Pädagogik und Soziologie und gesetzliche Verordnungen mit ein. Zu gleichen Teilen speist sich die Arbeit neben Literatur auch aus Ergebnissen der Internetrecherche.

2. Gesundheitsförderung

Im Gesundheitswesen weisen die Begriffe Prävention und Gesundheitsförderung eine gewisse inhaltliche Nähe auf. Gesundheitsförderung soll dem Wortlaut nach Gesundheit fördern. Methodisch baut Gesundheitsförderung vor allem auf die Ressourcen einzelner Personen und ihrer Umwelt. Diese zu stärken und zum Handeln zum Wohle der persönlichen Gesundheit zu befähigen ist das erklärte Ziel. Prävention – in erster Linie Primärprävention - zielt auf das Verhindern störender Faktoren ab um ein Problem gar nicht erst entstehen zu lassen. Sekundär- und Tertiärprävention meinen, in Bezug auf Gesundheit, Früherkennung und nachfolgend Behandlung. Auch bei präventiven Maßnahmen wird nicht darauf verzichtet, das Potenzial jedes Einzelnen miteinzubeziehen. Letztendlich geht es aus beiden Perspektiven darum, schädliche Faktoren zu beseitigen oder zu vermindern (vgl. Hafen 2011: 8f). Die Begriffe Gesundheitsförderung und Prävention unterscheiden sich lediglich in der Methodik, inhaltlich kaum. Prävention soll durch Verhinderung störender Faktoren die Gesundheit fördern, Gesundheitsförderung soll durch Empowerment präventiv vor Erkrankungen schützen. Einer synonymen Verwendung der Begriffe steht im Bereich der Gesundheit deswegen nichts im Weg (vgl. Hafen 2011: 8).

3. Ottawa-Charta

Der Ausdruck Gesundheitsförderung hat durch das Bewerben der Weltgesundheitsorganisation (englisch: World Health Organization, abgekürzt WHO) eine deutliche Aufwertung erfahren und Einzug ist das Bewusstsein der Bevölkerung gehalten. Der Begriff wurde durch die Veröffentlichung der Ottawa-Charta in den Fokus gerückt.

Die WHO, eine Unterorganisation der United Nations hat in der Alma-Ata Konferenz 1978 einen globalen Denkanstoß geschaffen, der auf die steigenden Anforderungen der Gesellschaft in Bezug auf Gesundheitsförderung reagiert (vgl. Siebert/Hartmann 2010: 3). Vorrangig werden die Herausforderungen für die Industrienationen beleuchtet. Die Ottawa-Charta hebt ein Bedürfnis nach Selbstbestimmung der Menschen hervor, das mit der Übernahme von Verantwortung durch die Menschen und aller beteiligten Institutionen einhergeht. Die Möglichkeiten der Länder sowie passende Konzepte wurden in mehreren darauffolgenden Konferenzen herausgearbeitet (vgl. Siebert/Hartmann 2010: 4). Unter anderem wurde in der ersten internationalen Konferenz zur Gesundheitsförderung in Ottawa/ Kanada von 35 teilnehmenden Ländern ein Dokument verabschiedet – die Ottawa Charta – das die Industrienationen zu einem engagierten Einsatz mit dem Ziel *Gesundheit für alle* aufruft (vgl. Siebert/Hartmann 2010: 5). Mit Gesundheitsförderung ist eine Entwicklung gemeint, die auf eine größere Selbstbestimmung und Handlungsfähigkeit jedes Einzelnen in Bezug auf die persönliche Gesundheit abzielt, dem Empowerment. Mit Gesundheit ist nicht nur die physische Verfassung gemeint. Um ein gesundes Leben führen zu können ist es unerlässlich, Bedürfnisse zu berücksichtigen, Hoffnungen und Wünsche anzuerkennen und umzusetzen (vgl. WHO Europa 1986: 1). Der Mensch wird in seiner Gesamtheit betrachtet, also die Psyche, die körperlichen Voraussetzungen und mögliche

Einschränkungen, die Fähigkeit, den Alltag im persönlichen Umfeld zu meistern und dieses beeinflussen und verändern zu können. Deshalb gelingt der Prozess der Gesundheitsförderung nur dann umfassend, wenn nicht nur das Individuum und der Gesundheitssektor sondern sich auch alle anderen politischen Bereiche stark untereinander vernetzt verantwortlich zeigen (vgl. WHO Europa 1986: 1). Dabei ist vor allem wichtig, dass Menschen die gleichen Chancen erhalten. Gesundheitsförderndes Handeln soll Ungleichheiten abbauen, denn Gesundheit soll keine Frage des Bildungsstandes oder der monetären Ausstattung sein. Da auch die Lebenswelt eines Menschen mitbetrachtet werden muss, gilt es, diese zu schützen und positiv zu beeinflussen oder zu verändern. Von einer globalen Aufgabe des Umweltschutzes und Schaffung von sicheren und zufriedenstellenden Arbeitsumfeldern über Zugang zu gesundheitsbezogener Bildung und Kompetenzen, lebenslanges Lernen in allen Bereichen hin zur gleichberechtigten Befriedigung der Bedürfnisse der Menschen verweist die Ottawa-Charta ganz klar darauf, dass Gesundheitsförderung keine kurative sondern vielmehr die Gesundheit erhaltende und fördernde Aufgabe sein soll, um der Entwicklung der Gesellschaft und seinen Individuen gerecht werden zu können. Eine anwaltschaftliche Vertretung durch die jeweiligen Regierungen der Staaten soll dies sicherstellen (vgl. WHO Europa 1986: 1ff).

Die Bundesregierung der Bundesrepublik Deutschland versucht die Empfehlungen mit dem 2015 verabschiedeten Präventionsgesetz (abgekürzt: PrävG) umzusetzen. Sozialversicherungen werden dazu ermächtigt und befähigt, in enger Kooperation gesundheitsfördernde Angebote zu machen. Durch präventive medizinische Empfehlungen und Aufklärungsarbeit an Kitas, Schulen und Hochschulen sowie in Betrieben, Pflegeeinrichtungen und Einrichtungen für Menschen mit Behinderungen sollen alle Menschen in ihrer jeweiligen Lebenswelt erreicht werden (vgl. NPK 2018: 9ff). Der Fokus liegt auf dem Empowerment.

In einer marktwirtschaftlich geprägten Gesellschaft werden auch diese Maßnahmen zur Gesundheitsförderung zur Ware. Zwar bieten gesetzliche Krankenversicherungen eine Fülle von Präventionskuren an, die auch großzügig bezuschusst werden. Der Eigenanteil ist häufig relativ niedrig. Doch für Menschen mit niedrigem SES können zehn oder zwanzig Euro einen Betrag über ihren finanziellen

Möglichkeiten bedeuten. Der SES hat auch Einfluss auf das Bildungsniveau. Wird in der Familie gesunde Lebensführung nicht thematisiert und werden Medien nicht zur weiteren Information genutzt aufgrund mangelnden Wissens, kommen Maßnahmen auch nicht an.

Nach dem Präventionsgesetz werden Lebenswelten als Orte verstanden, an denen Aufklärungsarbeit geleistet werden kann (vgl. NPK 2018: 38ff). Aber gerade finanziell schlechter gestellte Menschen haben nicht immer Zugang zu diesen Lebensräumen und werden deswegen von der staatlichen Gesundheitsförderung nicht erreicht. Die WHO stellte aber explizit klar, dass gesunde Lebensbedingungen von allen Akteuren geschaffen werden müssen; die Verantwortung dafür trägt eben nicht nur das Individuum, sondern die Gesellschaft, der Staat als Ganzes.

4. Gesundheitsförderung an Schulen

In der Lebenswelt Schule bietet sich die Chance, Kinder und Jugendliche unabhängig von ihrem SES in einer gesundheitsfördernden Lebensweise zu bilden und für die Umsetzung Informationen an die Hand zu geben. Förderlich dafür ist, die Schulpflicht, denn durch sie wird ein großer Teil der Bevölkerung erreicht wird. Die Gesellschaft muss sich Herausforderungen wie einer Zunahme von körperlicher Inaktivität der Bürger, Veränderung der Nahrung sowie Ernährung und daraus resultierenden chronischen Erkrankungen wie unter anderem Herz-Kreislauf-Erkrankungen, Adipositas, Diabetes, Allergien und Hauterkrankungen aber auch psychischen Erkrankungen stellen. Für Kinder und Jugendliche ist es deswegen wichtig, sich frühzeitig mit gesunder Ernährung auseinanderzusetzen, die ihren altersentsprechenden Ansprüchen gerecht wird. So ist es nicht unerheblich, den Zusammenhang von Nahrungsaufnahme, Stress und chronischen Erkrankungen herzustellen, Ernährungsmuster identifizieren und mit zunehmender Eigenverantwortung Kauf und Zubereitung von Lebensmitteln umsetzen zu können. Die eigene Körperwahrnehmung verändert sich in der Entwicklung zum Erwachsenen. Vergleiche mit Gleichaltrigen aber auch Rollenbildern der Medienwelt erfordern es, sich realistisch einschätzen zu lernen (vgl. Walter et al. 2011: 9).

Gesundheitsförderung an Schulen ist aus zwei Perspektiven notwendig: Zum einen ist die Erziehung zum eigenverantwortlichen, handlungsfähigen Menschen als Mitglied der Gesellschaft expliziter Bildungsauftrag von Schule. Dem Bedürfnis nach Selbstbestimmung, wie es in der Ottawa-Charta empfohlen wird, kann nur so gerecht werden. Zum anderen kann sich ein gesunder Lebensstil am besten in einem gesundheitsförderlichen Umfeld entwickeln. So muss die Schule nicht nur die Schüler*innen durch pädagogischen Input befähigen, sondern sie selbst entsprechend ausgestattet und eventuell verändert werden (vgl. Dür/Felder-Puig 2011: 45).

4.1 Lebenswelt und Sozialisationsinstanz Ganztagsschule

Im Zuge der Entwicklung zu immer mehr Ganztagsangeboten in allen Schulformen verlagern sich Lebensräume von Schüler*innen in zunehmendem Maße an den Ort Schule. Der Begriff *Lebenswelt* nach Thiersch beschreibt die unterschiedlichen Erfahrungen aus der Summe der Lebensfelder wie Familie, Jugendgruppen, Sportvereine und eben auch Schule. Diese sammeln sich im Lauf des Lebens zu einem Kanon an Wissen, das für ein gelingendes eigenständiges Leben notwendig ist (vgl. Thole 2012: 184). Der lebensweltliche Ansatz führt dazu, dass Schule einen noch prägenderen Stellenwert als Sozialisationsinstanz gewonnen hat. Neben dem biologischen/psychischen Prozess des Älterwerdens, der naturgegeben abläuft, entwickelt sich ein Kind in institutionellen Strukturen durch Prozesse wie Bildung, Erziehung und Enkulturation zu einem Mitglied der Gesellschaft, das Rollen übernehmen kann und dadurch seinen Platz im sozialen Gefüge findet beziehungsweise zugewiesen bekommt (vgl. Hummrich/Kramer 2017: 15). Dazu ist es auch notwendig, ernährungsphysiologische Zusammenhänge kennenzulernen, um so Verantwortung für die persönliche Gesundheit übernehmen zu können. Im Kontext Ganztagsschule hat Lernen einen breiteren Anspruch, also neben Unterrichtsgeschehen und sozialem Lernen auch das Wissen um gesunde Lebensführung in der alltäglichen Umsetzung. Gesundheitsfördernde Esskultur wird nun zunehmend weniger in Familien als in Ganztagsschulen erfahren. Diese Sozialisationsaufgabe zu unterstützen, nämlich

Verantwortung für einen gesundheitsbewussten Lebensstil zu übernehmen, wird verstärkt ein Auftrag für die Soziale Arbeit an Schulen, da sie nicht zuletzt in anwaltschaftlicher Vertretung im Interesse der Klientel zwischen allen beteiligten Akteuren vermittelt (vgl. Meyer 2018: 53).

4.2 Ganztagsgymnasium

An Ganztagsgymnasien stehen sich die Beachtung lebensweltlicher Bedürfnisse der Kinder und Jugendlichen und dem erhöhten Leistungsanspruch nicht unproblematisch gegenüber. Im dreigliedrigen Schulsystem unterscheidet es sich das Gymnasium von den Schulformen Realschule und Mittelschule vor allem in der inhaltlichen Gestaltung der Lehrpläne. An bayerischen Gymnasien sieht die Stundentafel zwischen 30 und 34 Unterrichtsstunden pro Woche vor, abhängig von der Jahrgangsstufe. Häufig erhöht sich die wöchentliche Belastung für Gymnasiasten noch durch schulische oder private Förderung. Unterrichtet werden Sprachen, Naturwissenschaften, Sozialkunde, Geschichte, Geografie, Musisches und Sport (vgl. Bayerische Staatsministerium für Unterricht und Kultus 2007). Ernährungskunde ist ausschließlich Bestandteil der Lehrpläne an Mittel- und Realschulen, an Realschulen aber bereits nur als Wahlpflichtfach. Ebenso findet Projektunterricht nur an beiden letzteren Schulformen einen Platz im Stundenpool (vgl. Bayerische Staatsministerium für Unterricht und Kultus 2013). Im gebunden Ganztag aller Schulformen wird die Stundenzahl einer Unterrichtswoche auf eine Unterrichts- und Betreuungszeit zwischen acht und sechzehn Uhr an mindestens vier Tagen verteilt (vgl. Püls 2018). Die Zeit wird genutzt, um den Schultag zu entzerren. Am Nachmittag findet deshalb auch Unterricht statt, während am Vormittag Zeit für Lern-, Übungs- und Förderphasen geschaffen werden. Angeboten werden außerdem musische und sportliche Förderung (vgl. Püls 2018). Das bayerische Kultusministerium empfiehlt zwar, Schüler*innen in alltagsrelevanter Ökonomie und Alltagskompetenz zu unterrichten, Schulen legen aber eigenständig fest, in welchem Umfang und welcher Art dies geschieht. Letztlich ist dies auch von Wille und Wissen der einzelnen Lehrkraft abhängig. Ernährungswissenschaftler*innen äußern sich kritisch dazu, da diese Bildungsfelder meist ausgelassen oder nur als kurze Projekte behandelt würden (vgl. Jansen 2019: 30). Neben der fehlenden Zeit mangelt es dem pädagogischen Personal auch am notwendigen Wissen. Für Lehrer*innen bedeutet die Anforderung des Kultusministeriums eine Lehraufgabe, auf die sie im Studium nicht ausreichend vorbereitet wurden. Ein Studiengang Ernährungslehre für das Lehramt an Gymnasien und Gesamtschulen wurde einzig im Bundesland Nordrheinwestfalen an der Universität Paderborn eingeführt. Anhand einer Studie belegte eben diese Universität, dass in den sozialpädagogischen Ausbildungsbereichen und Studiengängen dem Thema bislang nur ungenügend Beachtung geschenkt wird (vgl. Heseker 2018: 176). Bis die Ausbildung von ausreichend Lehrer*innen in allen Bundesländern im Bereich Ernährung an Gymnasien geplant, koordiniert und umgesetzt wird, ausgebildet sind, kann ein interdisziplinärer Ansatz eine praktikable Alternative darstellen, um auf die aktuellen Bedürfnisse der Schüler*innen adäquat reagieren zu können.

5. Gesunde Ernährung an Schulen

Wie gesunde Ernährung nach aktuellen wissenschaftlichen Erkenntnissen aussehen kann, zeigt die DGE auf. Sie empfiehlt aktuell, neben einer Trinkmenge von mindestens 1,5 Litern ungesüßter Getränke, eine vollwertige Ernährung mit einer Basis aus Getreideprodukten, in erster Linie aus Vollkornmehl, Gemüse und Obst. In kleineren Mengen liefern Milchprodukte, Fleisch, Fisch und Eier weitere wichtige Nährstoffe. Für die Zubereitung werden wenige, hochwertige pflanzliche Öle empfohlen (vgl. DGE 2019). Für Schulen hat die DGE im Auftrag der Bundesregierung 2015 einen Qualitätsstandard entwickelt, der Einrichtungen praxisnah Orientierung bietet (vgl. DGE 2019). Die Notwendigkeit einer gesundheitsfördernden Bildung und Ernährung an Schulen zeigt die Studie zur Gesundheit von Kindern und Jugendlichen in Deutschland (abgekürzt: KIGGS) auf.

Die KIGGS-Studie befasste sich mit Lebensmittelverzehr 3 – 17 - jähriger Kinder und Jugendlicher. Neben körperlicher Aktivität ist das Ernährungsverhalten zentraler Bestandteil einer gesunden Lebensführung. Aus der Untersuchung geht hervor, dass der Konsum von Süßigkeiten und gesüßten Erfrischungsgetränken relativ hoch ist. Der Verzehr von Obst und Gemüse nimmt, je älter die Kinder und Jugendlichen werden, immer weiter ab. Zwar werden mit zunehmendem Alter auch weniger Süßigkeiten konsumiert, dagegen steigt der Verzehr von Fastfood an. Weißmehlprodukte werden Vollkornprodukten klar vorgezogen (vgl. Mensink et al. 2007: 620f).

Essgewohnheiten werden früh geprägt. Beeinflusst wird dies besonders durch Eltern und das soziale Umfeld. Kinder und Jugendliche in Betreuungseinrichtungen mit Gemeinschaftsverpflegung sollten deshalb früh eine gesunde Ernährungsweise kennenlernen und einen Geschmack dafür entwickeln. Einmal verinnerlicht, ist dies ein gute Grundlage für eine gesundheitsbewussten Lebensstil und somit dem Schutz der Gesundheit (vgl. Mensink et al. 2007: 622). Durch den starken Ausbau des Ganztagsschulsystems bietet sich für Schulen die Chance, Gesundheitsförderung zusammen mit der Sozialen Arbeit auf vielfältige Weise umzusetzen (vgl. Meyer 2018: 87). Die Ausgestaltung der Essenssituation wird an Schulen der Sekundarstufe I aber sehr unterschiedlich gehandhabt. Während einige Schulen das gemeinsame Essen zum Dreh- und Angelpunkt des Schullebens machen und einen wichtigen pädagogischen Auftrag darin erkennen und umsetzen, sehen andere die Nahrungsaufnahme als einen weiteren Baustein im Tagesablauf an, der in einem meist engen Zeitrahmen als effiziente Versorgung eingebaut werden muss. Dies gleicht dann häufig einer mensaartigen Verpflegung, wie es in Großbetrieben üblich ist. Die pädagogischen Aspekte des Essens, wie Sinnliches und Soziales erlebbar zu machen, treten in den Hintergrund (vgl. Meyer 2018: 86ff). Maßgeblich ist neben allem Wissenserwerb über Lebensmittel und Ernährung in naturwissenschaftlichen Fächern vor allem das gemeinsame Essen. Das gemeinschaftliche Erleben bietet die Chance, Schüler*innen in Themen wie Nachhaltigkeit, Esskultur, persönlicher Gesundheitsförderung und Sozialkompetenzen in entspannter in einer zum Frontalunterricht alternativen Atmosphäre zu bilden (vgl.Meyer 2018: 101). Für Schulen stellt sich die Frage, wie die Verpflegungssituation umgesetzt werden kann. Neben der grundlegenden Frage, ob der Ablauf als Mensabetrieb oder doch eher in familienähnlicher Atmosphäre mit Plattenservice am Tisch organisiert wird, darf der Einbezug der Zielgruppe - die Schüler*innen - nicht vernachlässigt werden.

6. Partizipation an Schulen

Partizipation, die Teilhabe, Mitbestimmung und Mitgestaltung lernen Kinder erst durch Beteiligung in kleineren Kontexten. Sie probieren sich in ihren Möglichkeiten aus und erleben die Effekte der Teilhabe auf die eigene Lebensgestaltung. Aus dieser Erfahrung der Selbstwirksamkeit entwickeln sie partizipatorische Fähigkeiten weiter, um letztendlich zu einem handlungsfähigen, reflektierten Mitglied der Gesellschaft zu werden. Um diesem Prozess gerecht zu werden, nimmt Partizipation von Kindern und Jugendlichen einen zunehmenden Stellenwert in Fragen der Schulentwicklung ein. Um diesen Weg beschreiten zu können, muss kleinteilig neu gedacht werden. Lernen muss freier, verstärkt auf Verständnis basieren. Der Schulalltag muss für Schüler*innen mehr Möglichkeiten bieten, Entscheidungen treffen zu dürfen und Verantwortung dafür und die daraus resultierenden Handlungen übernehmen zu können. Die Stärkung von Schüler*innen- und Elternbeteiligung und die Kooperation mit der Schule bedürfen mehr Beachtung (vgl. Hartnuß/Maykus 2006: 8) . Tatsächlich bedeutet in traditionellen Schulsystemen die Umstellung zur partizipativen Gestaltung augenscheinlich ein Verlust von Macht seitens der Lehrer*innen respektive der Schule. Das mutet zunächst als nicht erstrebenswert an. Pädagogische Beziehungen werden auch weiterhin von ungleichen Machtverhältnissen geprägt sein (vgl. Knauer et al. 2016: 34). Aber: in Deutschland trat 1992 die UN-Kinderrechtskonvention in Kraft. Die Meinung von Kindern ist danach – abhängig von Alter und Reife – stets zu berücksichtigen. Um dieses Recht von Schüler*innen zu wahren und sie gleichzeitig auf ein selbstbestimmtes Leben vorzubereiten, ist Partizipation der Schlüssel. Mitbestimmen und -gestalten zu können sind wichtige Fähigkeiten, um die Verantwortung für eine gesunde Lebensführung übernehmen zu können.

7. Praktische Umsetzung an Beispielen

Um nach dem Leitprinzip der Partizipation Interessen und Bedürfnisse von Schüler*innen anzusprechen und zu befriedigen, müssen diese an der Gestaltung der

Essenssituation teilhaben haben können. Nur wer eingebunden ist, kann sich mit der Sache identifizieren. In der Fachdiskussion wird als eines der häufigsten Probleme, die bei der Gemeinschaftsverpflegung an Schulen vorherrscht, die geringe Akzeptanz des Angebots durch die Schüler*innen genannt (vgl. Jansen 2019: 227ff).

Schulen setzen Partizipation im Bereich Schulessen unterschiedlich um. Manche lassen lediglich Beschwerden über ein Lob- und Tadelbuch zu, andere binden Schüler*innen aktiv in die Zubereitung mit ein (vgl. Jansen 2019: 228). Für eine erfolgreiche Umsetzung ist entscheidend, dass die gesetzten Ziele tatsächlich auch den Bedürfnissen der Schüler*innen entsprechen. Ebenso wichtig und häufig vernachlässigt wird eine Evaluation der Maßnahmen, aber nur durch konsequentes Überprüfen, Hinterfragen und Nachbessern kann Qualität gesichert werden (vgl. Dür/Felder-Puig 2011: 56).

7.1 „Schüler kochen für Schüler"

Das Luisen-Gymnasium in München beschritt 2009 einen neuen Weg der schulischen Verpflegung. Schüler*innen der Klassen 5 bis 10 kochen füreinander das Schulessen. Eine Woche lang bereitet eine halbe Klasse unter fachlicher und pädagogischer Anleitung das Essen in der Schulküche für alle anderen Schüler*innen der Schule zu. Die andere Hälfte der Klasse wird in dieser Zeit intensiviert nach Lehrplan unterrichtet. Neben der Mitbestimmung des Speiseplans erledigen die Schüler*innen alle anfallenden Aufgaben zusätzlich zum Kochen. Das Bedienen der Kasse ist genauso selbstverständlich wie Tischdecken und Spülen. An Freitagen ist die Mensa weniger stark frequentiert. Hier bietet sich die Gelegenheit, eigene Rezepte auszuprobieren. Lehrer*innen, Sozialpädagog*innen und gastronomisches Fachpersonal des Gymnasiums haben sich zum Ziel gesetzt, Kinder auf Lebensmittel und gesunde Ernährung neugierig zu machen. Dabei wird auf die Verwendung frischer saisonaler und regionaler Produkte gesetzt. Durch das gemeinsame Kochen erwerben Schüler*innen Kompetenzen wie Kooperation, Fleiß, Konfliktfähigkeit, weitere Soft Skills und elementare handwerkliche Fertigkeiten, die im Frontalunterricht nicht vermittelt werden können (vgl.

Meyer 2018: 93ff). Zugleich übernehmen sie Verantwortung für die Ernährung ihrer Mitschüler*innen. Die Akzeptanz des Mensaessens stieg enorm an (vgl. Meyer 2018: 95), das Konzept wird weiterhin umgesetzt (vgl. Kowoll et al. 2019).

Verbraucher- und Ernährungsbildung an Schulen soll in den Schulalltag jeder Schule eingebaut werden. Das Bundeszentrum für Ernährung bietet Schulen eine Vielzahl von Projektideen und Unterstützung an (vgl. Bundeszentrum für Ernährung 2019). Vor dem Hintergrund des Nationalen Aktionsplans IN FORM - Deutschlands Initiative für gesunde Ernährung und mehr Bewegung – wurde das Projekt des Luisen-Gymnasiums 2012 von der Bundesregierung ausgezeichnet (vgl. Meyer 2018: 93). Mit einem Höchstmaß an Partizipation aller Schüler*innen der Jahrgangsstufen 5 bis 10 kann der Bildungsauftrag zum kritischen, eigenverantwortlichen und gesundheitsbewussten Konsumenten vielseitig umgesetzt werden (vgl. Meyer 2018: 98).

7.2 „Willkommen beim Frühstücksclub"

Ein weiteres initiatives Projekt lautet auf den Namen „Willkommen im Frühstücksclub". Die Grund- und Mittelschule Salzweg hat im Rahmen eines Projekts 2011 ein Schulfrühstück eingeführt, da viele Kinder ohne ein Frühstück den Schultag beginnen. Im Rahmen einer Schülerfirma liegt die Organisation und Umsetzung weitestgehend in der Verantwortlichkeit der Schüler*innen der Klassen 5 bis 9. Mit einer Müslibar, frischem Obst und weiteren Bioprodukten wird ein gesundes Frühstück angeboten, das die Schüler*innen gemeinsam mit Lehrkräften und auch Eltern vor dem Unterricht für einen Unkostenbeitrag zu sich nehmen können. Aktuell kümmern sich acht Schüler*innen darum, das Frühstück einmal pro Woche für circa 50 Kinder und Jugendliche anbieten zu können, dafür investieren sie einen Teil ihrer Freizeit zur Vorbereitung. Das notwendige Wissen über gesunde Ernährung, Einkauf und Hygiene wird den Schüler*innen durch einen Ernährungscoach, dem Fachunterricht und in Wahlfächern vermittelt. Für die Schülerfirma wurde ein eigenes Konto eingerichtet, das ebenfalls von Schüler*innen verwaltet wird. Die gemeinsame Arbeit wird mit der Projektleitung ständig reflektiert und immer weiterentwickelt (vgl. ZPG 2017b). Das Projekt hat sich zu einem festen Bestandteil des Schullebens etabliert (vgl. Pöschl/Reiter 2019). 2017 hat die Initiative eine Belobigung im Rahmen des bayerischen Präventionspreises erhalten, verliehen vom Bayerischen Zentrum für Prävention und Gesundheitsförderung in Zusammenarbeit mit dem Bayerische Staatsministerium für Gesundheit und Pflege (vgl. ZPG 2017a). In diesem Projekt lernen Schüler*innen, eigenverantwortlich eine gesunde Mahlzeit und kleine Snacks herzustellen. Durch den Einkauf wird außerdem ein Bewusstsein für gesunde Lebensmittel in den Supermärkten geschaffen. Das vorherrschende Überangebot an Nahrungsmitteln macht es nicht leicht, stets das Gesunde auszuwählen. Kinder und Jugendliche können hierbei ganz praktisch in der Erweiterung ihrer Fähigkeiten und Kenntnisse zur selbstbestimmten und eigenverantwortlichen Bewältigung ihres Lebens unterstützt und gefördert werden.

8. Resümee

Die KIGGS Studie belegt deutlich, dass im Bereich Gesundheitsförderung an Schulen dringender Handlungsbedarf besteht. Zwar sind sozioökonomisch schlechter gestellte Kinder und Jugendliche einem höheren Risiko für eine gesundheitliche Beeinträchtigung ausgesetzt, aber auch an Gymnasien ist Ernährungsbildung notwendig, da sie in den Lehrplänen nur marginal Erwähnung findet. Wie in der Ottawa-Charta nachdrücklich erklärt wird, können staatlich geförderte Präventionsprogramme allein die Weichen nicht stellen. Um eigenverantwortlich eine gesunde Lebensführung umsetzen zu können ist es notwendig, die Lebensbedingungen der Menschen so zu gestalten, dass sie sich wohl fühlen und niedrigschwellig Zugang zu Informationen erhalten.

Dies gilt insbesondere für den Lebensraum Ganztagsschule. Hier eröffnet sich eine große Chance, mit fachlicher Bildung durch Lehrer*innen und lebensweltlicher Unterstützung durch Sozialarbeiter*innen das Ernährungs- und Verbraucherverhalten von Kindern und Jugendlichen umfassend zu prägend. Denn gesundes Schulessen allein reicht dazu nicht aus. Um Verpflegung an Ganztagsschulen als gesundheitsförderlich im Sinne der WHO einstufen zu können muss deswegen die Ausbildung der Lehrer*innen und Sozialarbeiter*innen entsprechend ausgebaut werden. Ernährungs- und Verbraucherbildung kann dann über die Grenzen des Frontalunterrichts hinweg kreativ gestaltet werden. In den Beispielen wird deutlich, dass die methodischen Möglichkeiten der Sozialen Arbeit noch zu wenig berücksichtigt werden. Schulentwicklungsgremien sollten sich deshalb in ihrer Arbeit interdisziplinär ausrichten Im Sinne von Partizipation schließt dies auch Eltern und Schüler*innen mit ein. Die Beispiele belegen, dass der Erfolg einer Schulverpflegung umso größer ist, je stärker Kinder und Jugendliche das Konzept mitgestalten. Mit einer lebensweltlichen Orientierung in interdisziplinären Teams können Ganztagsgymnasien einen wertvollen Beitrag dazu leisten, Schüler*innen zu einer eigenverantwortlichen und selbstbestimmten gesunden Lebensführung zu befähigen.

9. Literatur

Bayerische Staatsministerium für Unterricht und Kultus (2007): Schulordnung für die Gymnasien in Bayern (Gymnasialschulordnung – GSO). Stundentafel. www.gesetze-bayern.de/Content/Document/BayGSO [20.07.2019].

Bayerische Staatsministerium für Unterricht und Kultus (2013): Schulordnung für die Mittelschulen in Bayern (Mittelschulordnung – MSO). Stundentafel. www.gesetze-bayern.de/Content/Document/BayMSO-ANL_1 [20.07.2019].

Bundeszentrum für Ernährung (2019): Über das BZfE. www.bzfe.de/inhalt/ueber-das-bzfe-30046.html [20.07.2019].

DGE (2019): DGE-Ernährungskreis. Beispiel für eine vollwertige Lebensmittelauswahl. www.dge.de/ernaehrungspraxis/vollwertige-ernaehrung/ernaehrungskreis/ [20.07.2019].

DGE, Hrsg. (2017): So dick war Deutschland noch nie. Ergebnisse des 13. DGE-Ernährungsberichts zur Übergewichtsentwicklung. www.dge.de/presse/pm/so-dick-war-deutschland-noch-nie/.

Dür, Wolfgang/Felder-Puig, Rosemarie 2011: Lehrbuch Schulische Gesundheitsförderung. Bern: Verlag Hans Huber, Hogrefe AG.

Hafen, Martin 2011: Gesundheitsförderung, Prävention und Nachhaltige Entwicklung. Gemeinsamkeiten und Unterschiede ; eine systemtheoretische Analyse von drei Konzepten der Zukunftsbeeinflussung. Luzern: Interact.

Hartnuß, Birger/Maykus, Stephan (2006): Mitbestimmen, mitmachen, mitgestalten. Entwurf einer bürgerschaftlichen und sozialpädagogischen Begründung von Chancen der Partizipations- und Engagementförderung in ganztägigen Lernarrangements. www.ganztaegig-lernen.de/media/Bedingungen%20Partizipation.pdf [20.07.2019].

Heseker, Helmut (2018): Ernährungsbezogene Bildungsarbeit in Kitas und Schulen (ErnBildung). Schlussbericht. www.bmel.de/SharedDocs/Downloads/Ernaehrung/Kita-Schule/StudieErnahrungsbildunglang.pdf?__blob=publicationFile [20.07.2019].

Hummrich, Merle/Kramer, Rolf-Torsten 2017: Schulische Sozialisation. Wiesbaden: Springer VS.

Jansen, Catherina 2019: Essen an Schulen zwischen Anspruch und Wirklichkeit. Erwartungen an Schulverpflegung in Anbetracht von Erfahrungen aus der Praxis. Weinheim, Basel: Beltz Juventa.

Knauer, Raingard/Hansen, Rüdiger/Sturzenhecker, Benedikt 2016: Demokratische Partizipation von Kindern. Konzeptionelle Grundlagen. Weinheim, Bergstr: Beltz Juventa.

Kowoll, Mathias/Gerlach, Marc/Müller, Mareile/Ziegler, Markus (2019): Organisation und Schulalltag. Mittagessen. www.staedtisches-luisengymnasium.de/information/organisation-und-schulalltag.html [24.07.2019].

Mensink, Gert/Kleiser, Christina/Richter, Almut 2007: Lebensmittelverzehr bei Kindern und Jugendlichen in Deutschland. Ergebnisse des Kinder- und Jugendgesundheitssurveys (KiGGS): Springer Medizin Verlag.

Meyer, Christine 2018: Essen und soziale Arbeit. Eine Einführung. Wiesbaden, Germany: Springer VS.

NPK (2018): Bundesrahmenempfehlungen. nach § 20d Abs. 3 SGB V. www.bundesgesundheitsministerium.de/fileadmin/Dateien/3_Downloads/P/Praeventionsgesetz/BRE_Fassung_vom_29.08.2018.pdf [20.07.2019].

Püls, Herbert (2018): Gebundene Ganztagsangebote an Schulen. Bekanntmachung des Bayerischen Staatsministeriums für Bildung und Kultus, Wissenschaft und Kunst. www.verkuendung-bayern.de/amtsblatt/dokument/kwmbl-2018-3-85/ [20.07.2019].

Robert-Koch-Institut, Hrsg. 2008: Erkennen - bewerten - handeln: zur Gesundheit von Kindern und Jugendlichen in Deutschland. Berlin.

Siebert, Diana/Hartmann, Thomas (2010): Basiswissen Gesundheitsförderung. Historische Entwicklung und gesetzliche Grundlagen der Gesundheitsförderung. www.gesundheitsfoerdernde-hochschulen.de/Inhalte/B_Basiswissen_GF/B1_Historische_Entw_gesetzl_Grundl/B1_Basiswissen_GF_Historische_Entw_gesetzl_Grundl.pdf [20.07.2019].

Thole, Werner 2012: Grundriss Soziale Arbeit. Ein einführendes Handbuch. Wiesbaden: VS Verlag.

Walter, Ulla/Liersch, Sebastian/Gerlich, Miriam/Raithel, Jürgen/Barnekow, Vivian 2011: Gesund jung?! Weißbuch Prävention. Herausforderung Prävention und Gesundheitsförderung bei Jugendlichen und jungen Erwachsenen. Berlin, Heidelberg: Springer-Verlag.

WHO Europa (1986): Ottawa-Charta zur Gesundheitsförderung 1986. www.euro.who.int/__data/assets/pdf_file/0006/129534/Ottawa_Charter_G.pdf [20.07.2019].

ZPG 2017a: 14. Bayerischer Präventionspreis. "Gesundheit stärken, Lebenswelten gestalten". München: LGL, Bayerisches Landesamt für Gesundheit und Lebensmittelsicherheit.

ZPG 2017b: Willkommen im Frühstücksclub. Erziehung zu einer gesunden Lebensweise an der Grund- und Mittelschule Salzweg. München: LGL, Bayerisches Landesamt für Gesundheit und Lebensmittelsicherheit.

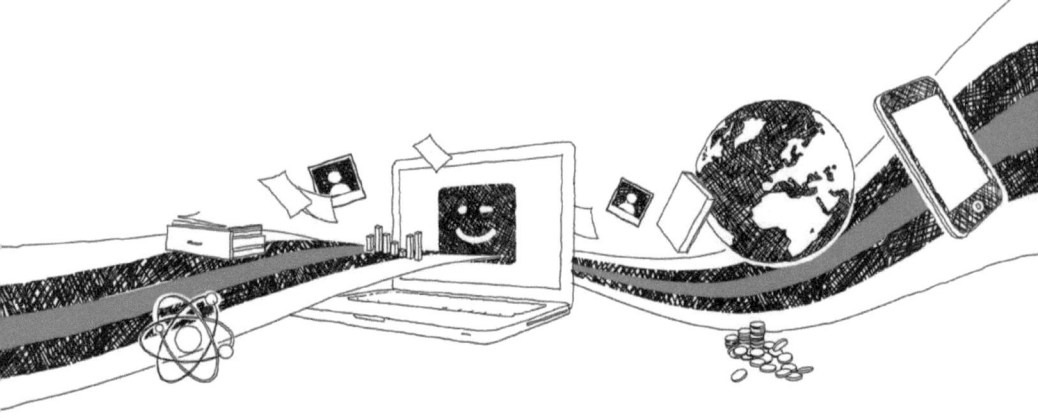
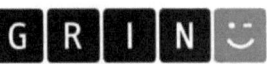